AF602392

PREMIER MÉMOIRE

SUR

L'ENZOOTIE FOUDROYANTE

(MYÉLITE DORSO-LOMBAIRE),

Attaquant toutes les espèces herbivores dans le nord de la France,

Par LOISET,

Ancien Représentant à la Constituante et à la Législative ; Médecin vétérinaire;
Membre de diverses Sociétés savantes.

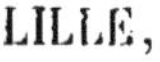

LILLE,

IMPRIMERIE DE LEFEBVRE-DUCROCQ, PLACE DU THÉATRE, 36.

1855.

Extrait des Archives de l'Agriculture du nord de la France, publiées par le Comice agricole de Lille ;
Et du Bulletin médical de la Société centrale de Médecine du département du Nord.

PREMIER MÉMOIRE

SUR

L'ENZOOTIE FOUDROYANTE

(MYÉLITE DORSO-LOMBAIRE),

Attaquant toutes les espèces herbivores dans le nord de la France.

La mortalité résultant des épizooties a souvent produit d'affreuses calamités, on se rappelle encore avec effroi des désastres occasionnés dans toute l'Europe, en 1711, 1740, 1774, 1795 et 1815, par le typhus contagieux du gros bétail. D'après les calculs du docteur Faust, les pertes subies dans le cours du siècle dernier, tant en France qu'en Belgique, par l'effet de cette épizootie, se seraient élevées à plus de dix millions de têtes bovines, ayant une valeur qui dépassait deux milliards.

Dans les temps ordinaires les affections épizootiques sont

beaucoup moins meurtrières, mais elles ne laissent pas que de frapper un lourd tribut sur le matériel vivant de l'agriculture : suivant un relevé exécuté dans les bureaux du ministère de l'agriculture et du commerce, les pertes constatées dans notre pays, relativement à ce genre de maladies, pendant le cours des six années de 1840 à 1846, auraient donné un total de 38,539,496 fr., ou une moyenne annuelle de 5,505,662 fr. Les statisticiens élèvent ce chiffre beaucoup plus haut, et l'un des plus spéciaux, M. Moreau de Saint-Plaisir, le porte à 60 millions; estimation que semblent confirmer les opérations des compagnies d'assurance sur la vie des animaux, puisque les deux principales, la *Ligurienne* et l'*Agricole*, ayant garanti en 1845, pour une valeur de 9,930,000 fr., ont dû parer à 306,075 fr. de sinistres; ce qui fait proportionnellement à toute la population animale de la France, 58 millions de perte annuelle.

Cet énorme prélèvement, dans les conditions ordinaires et pour ainsi dire normales de l'agriculture, sur l'une de ses plus importantes richesses, n'a rien qui doive étonner les hommes habitués à suivre les éventualités qui pèsent sur les intérêts des campagnes. Dans le seul département du Nord, nous avons personnellement constaté que par l'effet exclusif de la pleuropneumonie bovine, la moyenne des victimes, depuis 25 ans, s'élève annuellement à 11,200 têtes, d'une valeur d'environ 2 millions 3/4.

Les épizooties ne sont pas seulement redoutables par les immenses dommages qu'elles font supporter à l'économie rurale, elles possèdent en outre parfois, la funeste propriété de se transmettre à l'espèce humaine et de semer le deuil et la mort parmi les nations, en ravageant de vastes contrées. Paulet remarque que sur 92 affections épizootiques relatées par l'histoire, 21 ont été communes aux hommes et aux animaux, et Buniva établit que sur 20 qui ont sévi en Italie et dans la Sicile, 8 attaquèrent à la fois la race humaine et les espèces animales.

De pareils fléaux qui menacent sans cesse la prospérité et la vie même des populations, sont assurément dignes d'attirer l'attention des dépositaires du pouvoir et de tous les corps qui, à quelque titre que ce soit, aident les gouvernants dans la mission de veiller aux intérêts publics : ils appellent particulièrement les méditations des savants, des agronomes, des médecins, des économistes et des hommes spéciaux qui se vouent à la conservation des espèces domestiques ; l'étude approfondie de ces sources de mortalité constituera l'une des branches les plus importantes et les plus fécondes de la pathologie comparée, science encore à naître et qui promet de jeter des lumières aussi vives qu'inattendues, sur bien des obscurités qui entourent encore l'art de guérir.

Ces considérations me donnent la confiance que la Société centrale de médecine accueillera avec indulgence et intérêt la relation que je vais avoir l'honneur de lui faire, d'une enzootie, complètement inédite, qui a désolé dans les derniers mois de 1852 et dans les cinq premiers mois de 1853 plusieurs exploitations rurales de l'arrondissement de Lille.

Cette affection se montre tout-à-coup, sans être précédée par aucun signe précurseur : elle foudroie pour ainsi dire ses victimes, qui tombent sans pouvoir se relever et expirent après une agonie de courte durée ; dans sa marche rapide, elle atteint successivement tous les animaux de la même espèce qui habitent la même ferme et pas un seul n'échappe ordinairement à son action meurtrière. C'est vainement que par des médications préventives, on cherche à conjurer le danger qui pèse sur les survivants, la totalité est presque fatalement vouée à une mort inévitable et prochaine ; sa promptitude est telle, qu'une période de huit à quinze jours suffit pour détruire les derniers vestiges des attelages ou des troupeaux chez lesquels elle a pénétré ; cependant avec son inexorable violence, la maladie reste concentrée dans le lieu où elle a pris naissance, sans franchir en dehors de l'exploitation qui l'a vu spontanément apparaître, elle s'y maintient avec persistance jusqu'à ce qu'elle ait consumée la partie de la population animale qui a été l'objet de sa sinistre prédilection ; elle peut même se perpétuer indéfiniment si, obéissant aux nécessités du travail ou de la spéculation agricole, le cultivateur a l'imprudence de combler les vides résultant de l'invasion de l'enzootie : il alimente ainsi l'incendie qui menace d'opérer sa ruine.

Toutes les espèces domestiques herbivores sont la proie de l'affection ; elle ne sévit ordinairement que sur une seule, parfois sur deux et très-rarement sur toutes les catégories d'animaux, sans en excepter même les volatils : le plus communément c'est aux chevaux qu'elle s'attaque ; après eux viennent les bêtes à cornes, les moutons et les animaux de basse-cour.

Rien, dans l'histoire des épizooties observées jusqu'à ce jour, ne semble se rattacher à cette puissance insidieuse qui rend presqu'instantanément désertes les écuries, étables et bergeries des manoirs agricoles où elle apparaît.

Une seule observation, insérée tome III, page 340, des *Instructions et Observations sur les maladies des animaux domestiques*, pourrait pourtant se lier à cette étrange action morbide. Il s'agit, dans ce document, de cinq chevaux appartenant à M. Osane, fermier à Livilliers, près Pontoise (Seine-et-Oise), qui, dans le mois de juillet 1790, éprouvèrent, les uns après les autres, une maladie qui se manifesta par les symptômes suivants :

« Le 27, elle s'annonça chez deux chevaux, par un grand « abattement, ils étaient atteints tout-à-coup d'une faiblesse « générale et d'un tremblement très-grand ; ils ne pouvaient « se soutenir sur leurs jambes ; cherchaient à se coucher, mais « étaient dans l'impuissance de le faire ; *ils tombaient et s'étendaient par terre, alors ils ne pouvaient en aucune manière se « relever et même soulever la tête*. Après d'inutiles efforts pour « sortir de cette position fâcheuse, ils étaient attaqués de convul- « sions et d'angoisses, semblables à celles qu'éprouvent les « chevaux immédiatement avant de mourir ; le corps conservait sa « chaleur naturelle, mais les extrémités, les oreilles, le bout du

« nez, étaient froids ; le pouls variait, quelquefois il était faible, « dans d'autres instants il était soulevé, accéléré, intermittent; les « crins étaient peu adhérents, ils tombaient aisément.

« Ces chevaux ont été saignés chacun une fois, ils sont morts « la nuit du jour où ils sont tombés malades. Ceux qui ont fait « l'ouverture de leurs cadavres, ont remarqué du sang coagulé « dans les bronches. »

Peu de jours après, le troisième cheval mourut après avoir offert des symptômes identiques.

Les deux derniers furent également atteints, mais guérirent après une convalescence longue, durant laquelle ils étaient *roides, comme éreintés, chancelant dans leur marche, et dans l'impossibilité de se relever sans secours étrangers, quand ils étaient couchés.*

Les recherches étiologiques faites à l'occasion de cette maladie, mentionnent qu'un grand nombre de poules ont succombé dans la même ferme et à la même époque.

Enfin, dans une note qui suit la narration précédente, les rédacteurs des *Instructions* font remarquer qu'en l'absence de toute nécroscopie, l'*hydropisie* de la *moelle* épinière, à laquelle on attribue cette maladie, n'est pas suffisamment prouvée pour devenir une *vérité physique* ; nous pensons également que la lacune qui concerne l'autopsie cérébro-spinale, rend cette observation trop incomplète pour qu'elle puisse servir à une démonstration véritablement scientifique ; tout au plus pourrait-on l'invoquer comme ayant une certaine et vague analogie avec les faits qui vont suivre.

Le premier exemple que j'ai personnellement recueilli touchant cette meurtrière enzootie, remonte à 1825, époque où elle se déclara et où je la vis sur un troupeau de douze laitières, entretenues dans la ferme de M. Vouters, à Fournes ; huit succombèrent en moins d'une semaine, les autres furent tuées pour la boucherie. Un an plus tard, elle se montra sur les chevaux du meunier de Comines, dont l'exploitation est assise sur un îlot de la Lys : d'après les renseignements qui m'ont été fournis sur les lieux mêmes, elle aurait débuté et fait périr tout d'abord, trois chevaux de la commune appartenant à différents propriétaires, puis elle a dévoré la totalité de la population chevaline de l'établissement de meunerie, non-seulement existant au moment de l'invasion du mal, mais encore celle appelée à remplacer la première, et cela au fur et à mesure de leur arrivée, jusqu'à ce que las de tant de désastres, le meunier prit le parti de recourir à la force motrice du bœuf, pour la substituer à celle du cheval, dans les besoins industriels et agricoles de son entreprise. La perte fut d'une vingtaine de têtes chevalines : la substitution d'une espèce à l'autre dura dix-huit mois.

Postérieurement, le mal s'est révélé par des effets analogues dans des exploitations rurales moins étendues des communes de Lys, Blandain, Cobrieux, Capelle, Camphin et autres.

En février 1848, l'enzootie apparut dans la ferme L. Durot, à Herrin, et du 10 au 26, moissonna quatre chevaux, cinq vaches, un bovillon, cinq brebis, trois moutons et un grand nombre de poules et de canards. De promptes mesures de sauvetage, consistant à livrer immédiatement à la consommation le bétail, durent seules mettre un terme à cette effrayante mortalité.

Dans le cours de septembre, octobre, novembre et décembre 1852, elle accusa sa présence dans la fabrique de sucre indigène de M. Desmazières, de Seclin, en terrassant et frappant de mort, dix chevaux, deux bœufs, et s'attaquant aussi aux oies, canards, poules et même à un paon, l'ornement de la basse-cour. Le onzième cheval atteint échappa seul, avec quelques volailles, à une fin violente et presque invariable du mal.

Durant la même période, elle se manifesta à Vendeville, chez M. Legrand ; à Armentières, chez la veuve Boët, et chez quelques cultivateurs à Seclin, dont les exploitations ne comportent l'emploi que d'un seul cheval. Le premier, dans le court espace d'une quinzaine, perdit une jument, puis un hongre, qui l'avait remplacée ; chez la veuve Boët, le mal fit non-seulement périr le seul cheval qu'elle possédait, mais il attaqua encore les volailles de la basse-cour.

L'affection sévit aussi à Lille, chez un négociant, où elle a été introduite avec des circonstances remarquables qui seront rappelées et discutées plus loin.

Dans le courant de janvier 1853, la maladie s'est fait encore remarquer à Bersée, chez M. Thery, où elle ne s'est manifestée que sur les gallinacées.

Vers la fin de mars, elle a éclaté dans les étables de M Cogez, fabricant de sucre de betteraves, à Marquillies; sur 41 bœufs qu'elles contiennent, onze furent frappés en moins de dix jours : huit succombèrent, deux échappèrent à la mort après un traitement long et énergique, un seul n'éprouva qu'une atteinte légère qui céda promptement à des déplétions sanguines. Dans la première quinzaine d'avril, quelques cas nouveaux, mais très-affaiblis, se sont encore montrés. Tout depuis constate que la maladie est définitivement éteinte et qu'elle ne fournira plus d'autres victimes.

Enfin, dans le commencement de mai, elle manifesta sa présence dans un pâturage du sieur Vancostenoble, cultivateur à Bailleul, où, en quelques jours, sur un troupeau de six laitières, elle en fit succomber quatre, la cinquième resta longtemps malade et finit par se rétablir : on espérait que la dernière, qui venait de vêler resisterait à toutes fâcheuses influences ; mais cet espoir a été déçu et la mort s'empara de cette nouvelle proie dans la première quinzaine de juin.

Là, ne se bornent pourtant pas les méfaits de l'étrange et dangereuse puissance morbide, qui a semé dans sa marche les désastres qui viennent d'être mentionnés. Si nous en croyons des renseignements qui portent des caractères de véracité et de concordance, la richesse rurale des environs de Lille, des arronrondissements et des pays circonvoisins, aurait eu à supporter, sur la fin de 1852 et au commencement de 1853, d'autres atteintes par le fait de la même enzootie; mais l'impossibilité de contrôler personnellement ces renseignements et surtout d'en constater, avec la précision désirable, la valeur scientifique, ne nous permettent pas de les consigner ici, ni même d'en faire usage pour essayer de dresser une statistique des pertes occasionnées par le mal.

Symptômes.—C'est ordinairement en traçant le sillon ou sous la tension des traits du chariot, que l'animal, en apparence dans une florissante santé, éprouve subitement une sorte d'étourdissement qui rend, pendant de courts instants, sa marche flottante, incertaine, vacillante; puis il fléchit tout-à-coup de l'une des extrémités de devant, trébuche, fait une lourde chûte et reste étendu à plat, sur l'une ou l'autre face latérale du corps.

Dans un petit nombre de cas, la claudication antérieure se montre seule : elle est accompagnée d'un tremblement considérable des membres, qui s'accroît rapidement et rend presqu'impossible toute locomotion ; les contractions convulsives augmentent vivement, gagnent l'extrémité opposée, qui cesse de pouvoir isolément soutenir le poids du train de devant ; c'est alors que l'animal s'efforçant de résister, chancelle et finit par être renversé dans l'attitude qui vient d'être signalée.

Plus exceptionnellement encore, après être tombé une première fois, le malade se relève, semble, en conservant une certaine roideur de mouvement, recouvrer toutes ses facultés; aussi peut-il continuer ses travaux jusqu'à ce que, peu de temps après, une nouvelle atteinte le terrasse sur le côté, comme dans les cas précédents. Nous avons enregistré quelques exemples d'une double ou triple chûte, avant le subit anéantissement de la locomotion.

Chez les ruminants en stabulation, le mal débute tout aussi inopinément, il les affaisse sans bruit, mais plus communément dans le décubitus ordinaire, c'est-à-dire sur la face inférieure du tronc, que dans le décubitus latéral ; l'on ne s'aperçoit qu'ils sont malades que dans l'impuissance où ils se trouvent de se relever, quelqu'insistance qu'on puisse mettre à les solliciter par la voix ou par les châtiments.

Dans les pâturages, les bêtes bovines cessent tout d'abord de donner du lait, elles se promènent avec inquiétude dans tous les sens, ne mangent plus, ont la conjonctive injectée, éprouvent de la diarrhée, puis après 24 à 36 heures de ces prodromes, sont renversées instantanément comme par une énergique commotion électrique.

En consultant les commémoratifs, on ne trouve rien en dehors de ce qui vient d'être dit qui puisse avertir d'un prochain danger : cependant, chez quelques sujets, on a remarqué moins d'ardeur dans le travail et comme une sorte d'engourdissement dans le toucher, résidant aux extrémités ; les inégalités et la consistance du sol, moins bien senties alors, occasionnent les négligences de la marche, que dans le langage ordinaire on désigne par le terme de *butter*. Dans d'autres cas, on a observé de la roideur dans la colonne épinière ; cette roideur est plus particulièrement apparente dans la région cervicale dont les muscles extenseurs ont acquis une certaine rigidité qui est partagée par les muscles moteurs de la mâchoire.

Si on écarte ces indices précurseurs, tout-à-fait exceptionnels, les animaux jouissent généralement de la plénitude de leurs fonctions, ils mangent bien, paraissent gais, ont l'œil vif, la tête haute et la pupille tout aussi contractile que dans l'état normal.

Foudroyé en une ou plusieurs fois, mais toujours avec une effrayante rapidité, le patient reste d'abord comme terrifié, dans le calme et l'immobilité ; parfois il se couvre d'une sueur froide, qui devient progressivement chaude et fumante et finit par disparaître ; bientôt après il cherche à se relever et à reprendre sa station debout sur les membres ; il s'agite, s'épuise en efforts superflus sans y parvenir ; des mouvements alternatifs d'extension et de flexion se manifestent dans les régions de l'encolure et de la tête, mais le corps se refuse obstinément à les seconder ; c'est en vain que l'animal se donne de réitérés et énergiques élans, auxquels les extrémités, sans rencontrer de point d'appui, prennent une part active, le redressement reste impossible, et ces agitations violentes n'aboutissent qu'à faire heurter le crâne et surtout les arcades temporales et orbitaires sur le sol, où le tronc semble enchaîné par un pouvoir invisible et mystérieux.

A ce paroxysme succède la lassitude et un repos plus ou moins prolongé ; l'encolure reste légèrement renversée en arrière ; il n'y a aucune apparence de stupeur, ni d'accablement; le malade attentif hennit au moindre bruit qu'il entend ; il suit de l'œil les mouvements des hommes qui l'approchent ; saisit avec appétance les aliments qu'on lui présente et déguste avec une certaine avidité les boissons qui lui sont offertes. Les sens de l'ouie, de la vue, du goût et de l'odorat, paraissent généralement jouir de toute leur intégrité ; le toucher seul est oblitéré, sinon d'une manière absolue, du moins dans les régions du tronc et des membres dont on peut pincer ou piquer la peau, avec une lancette ou un bistouri sans éveiller le moindre témoignage de sensibilité.

Durant cette suspension de toute locomotion, la soigneuse exploration du système musculaire fait connaître une tension graduellement croissante et presque tétanique des grosses masses charnues, qui après avoir recouvert la colonne épinière, se prolongent dans les extenseurs des membres abdominaux : en palpant ces masses on les trouve plus résistantes que dans l'état physiologique ; elles semblent comme prématurément saisies d'un début de rigidité cadavérique ; néanmoins, elles ne sont pas complètement soustraites à la puissance de la volonté et elles opèrent encore des détentes instantanées fort dangereuses pour les personnes à proximité, quand les accès d'agitation se renouvellent : dans quelques cas, on a remarqué une contraction inégale entre les masses latérales des muscles qui entourent l'arbre vertébral, particulièrement dans la portion cervicale, qui offre alors quelque chose d'analogue au pleurosthotonos.

La circulation n'éprouve pas de changements en rapport avec la gravité de ces symptômes ; les mouvements du cœur ne sont ni plus accélérés ni plus forts que dans les conditions habituelles : le pouls est un peu concentré, n'a pas de fréquence et ne s'efface que dans les derniers moments; la respiration est gênée, mais une partie de cette gêne pourrait bien résulter du malaise d'une attitude forcée, indéfiniment prolongée: Quoi qu'il en soit de cette supposition, les naseaux se dilatent, laissent échapper des colonnes d'air chaud; l'habitude générale du corps possède aussi une température plus élevée; la peau est moite et le poil humecté, dans les surfaces qui reposent sur la litière; les excrétions sont rares, sans offrir pour cela rien de particulier; l'évacuation urinaire ne s'est d'ailleurs jamais trouvée complètement suspendue.

La scène morbide varie peu durant le cours de la maladie; les ébats douloureux auxquels s'était livré l'animal se renouvellent et deviennent de moins en moins violents, ils finissent même par se tarir complètement: les forces s'affaissent rapidement; les sens s'émoussent; les extrémités deviennent froides, raides; les oreilles et le nez participent à cet abaissement de température, le poil s'imbibe d'une sueur visqueuse, glaciale et après une période de six, dix, quinze, vingt, rarement trente à trente-six heures, la mort termine cette succession de phénomènes morbides.

En général, les sujets vigoureux, bien constitués, dans la force de l'âge sont l'objet de prédilection du mal et périssent les premiers, puis viennent les jeunes animaux dont le développement s'achève; les derniers atteints sont presque toujours ceux affaiblis par la vieillesse, les maladies chroniques et toutes les autres causes débilitantes.

Ce n'est qu'exceptionnellement que l'enzootie se relâche de son excessive rigueur; un dixième environ des malades qu'elle frappe jouissent du privilége de lui résister : chez les uns, ses atteintes affaiblies se bornent à produire ce chancellement de la marche qui rend la chûte imminente ou qui la provoque après un court exercice, mais sans que l'état du sujet lui interdise la faculté de se relever; alors s'il ne survient pas de récidive, le retour à la santé s'opère dans un laps de temps relativement assez court : chez les autres l'affaissement de la myotilité est plus prononcé, l'animal ne peut se soutenir ou se relever, s'il est tombé, sans secours étrangers et sa situation exige d'ailleurs aide et assistance pendant une lente convalescence, qui dure plusieurs semaines.

Sous ces deux formes, qui supposent atténuation ou arrêt dans le mouvement morbide, l'affection laisse apercevoir distinctement quelques traits caractéristiques très-peu marqués quand elle se développe dans son habituelle énergie. Ainsi la tête reste relevée ; l'encolure raide et comme d'une seule pièce ; le dos et les lombes presque inflexibles : les membres, sans être perclus, supportent péniblement le poids du corps, ils ont perdu dans le moindre mouvement toute assurance et leur hésitation est telle, qu'elle fait craindre une chûte à chaque pas. Parfois, ces symptômes sont inégalement répartis sur les deux moitiés symétriques du corps, en sorte que le tronc reste un peu contourné et que l'équilibre est plus que jamais compromis.

La guérison s'annonce par la diminution de la raideur de la colonne vertébrale, qui progressivement devient souple et mobile : la puissance motrice des membres met plus de temps à recouvrir son intégrité, aussi la marche mal assurée, l'impossibilité de tourner court, l'extrême difficulté de se relever, persistent-elles pendant une période de cinq à six septenaires et même dans quelques cas laissent-elles des traces durables pendant le reste de la vie.

Si on compare, dans les diverses espèces, le cortége des désordres symptômatiques énoncé ci-dessus, on est étonné d'une similitude tellement évidente, qu'elle apparaît aux yeux les moins exercés à l'observation des faits médicaux : dans toutes, la faculté de la locomotion cesse subitement ; dans toutes les fonctions sensoriales et intellectuelles restent en plein et lucide exercice ; la volition elle-même ne semble pas avoir diminué d'énergie ; mais un obstacle invincible s'oppose à ce qu'elle produise aucun autre effet qu'une vaine et confuse agitation, et encore cette agitation reste-t-elle particulière à l'espèce chevaline, car pour ce qui concerne le bœuf et la vache, tout se borne à des saccades convulsives, ayant leur siége dans les muscles qui entourent l'omoplate et particulièrement dans le grand dentelé de l'épaule; il y a aussi parfois des mugissements lugubres, mais l'animal demeure paisible, ne faisant d'autres mouvements que ceux de la rumination qu'il accomplirait jusqu'aux derniers instants, si on ne se hâtait, le plus communément, d'y mettre un terme en le sacrifiant à la boucherie. Il en est à peu près de même du mouton. Les volailles éprouvent de la diarrhée au début, oscillent comme dans l'ivresse, gardent difficilement l'équilibre; ont les ailes pendantes, les plumes redressées; elles roulent sur le côté aux moindres tentatives de locomotion, répètent pourtant un grand nombre de fois ces tentatives et finissent par s'éteindre, sans efforts ni convulsions, étendues sur l'une ou l'autre des faces latérales du corps.

Malgré l'uniformité de ce tableau séméiologique, il est quelquefois apparu des symptômes accidentels, qui n'en ont que faiblement troublé l'ordre, la succession, l'issue et la signification.

C'est ainsi que dans un taurillon, le début de la maladie a été caractérisé par des signes de *tournis;* le jeune sujet tournait du même côté et sans interruption comme le mouton atteint du *cœnure cérébral.*

Chez quelques femelles bovines il est encore arrivé, que dans les dernières périodes du mal, la *paralysie* des lèvres et de la langue s'est déclarée; ce dernier organe se montrait pendant en dehors de l'intervalle interdentaire; il était flasque, molasse, privé de toute puissance contractile, même sous l'action de l'acuponcture.

Mon confrère, M. Salomé, observateur habile et praticien expérimenté, signale que les laitières dont il a suivi la maladie chez le sieur Vancostenoble, de Bailleul, pour lesquelles j'avais été appelé en consultation, étaient prises lors de leur chûte foudroyante, de tension tétanique dans tous les muscles servant à la progression : il y avait en outre trismus ; l'œil pirouettait dans son orbite; la bouche se trouvait remplie de mucosités écumeuses, et la langue était épaissie et bleuâtre : après survenaient des agitations convulsives, semblables à celles produites par la succession de puissantes étincelles électriques; ces violentes secousses étaient de temps à autre accompagnées de cris déchirants, sortes de rugissements suprêmes : cet état d'horrible souffrance se terminait après une durée de dix ou douze heures, en ne laissant plus qu'un cadavre déformé en sens divers par les contractions spasmodiques du système musculaire qui avaient assailli l'animal. C'est ainsi qu'il a été constaté que dans un cas, le renversement en arrière de l'encolure se trouvait tellement forcé que la nuque touchait presque le garrot.

Enfin dans les ruminants des phénomènes de météorisation ont parfois compliqué le mal, mais sans en accroître sensiblement la gravité, ni en hâter l'issue.

Nécroscopie.—Il n'est pas moins instructif qu'utile de rattacher cet ensemble de phénomènes symptômatiques, aux lésions de l'organisme dont ils ne constituent en quelque sorte que la manifestation; C'est ce que nous avons entrepris de faire dans une série d'autopsies s'élevant au nombre de trente-cinq, embrassant les diverses catégories d'animaux signalées comme ayant subi l'action meurtrière de l'enzootie; dans cette tâche, nous avons été puissamment aidé par le concours de notre ami et ancien collègue à l'Assemblée nationale, le docteur Testelin, l'un des hommes qui cultivent avec le plus d'ardeur et de lumières l'anatomie pathologique. Nous ajouterons qu'un autre titre de confiance existe en faveur de nos investigations, c'est que presque toutes nos observations nécroscopiques ont été faites immédiatement après la mort, de manière à écarter les résultats des phénomènes cadavériques.

Le dépouillement des matériaux provenant de cette source se résume en un petit nombre d'altérations pathologiques fixes et invariables sur lesquelles il convient d'insister longuement, et en quelques autres, pour ainsi dire épiphénoménales, qui comportent moins d'importance et de détails.

Dans l'exposition que nous allons en faire, nous n'adopterons pas l'ordre topographique sous lequel elles se sont successivement montrées; nous trouvons plus rationnel de les décrire suivant la gravité des effets morbides qu'on peut leur attribuer.

Système cérébro-spinal. — A ce point de vue, c'est incontestablement l'appareil cérébro-spinal qui doit passer en première ligne et fixer toute l'attention de l'anatomo-pathologiste; aussi allons-nous entrer dans les plus minutieux détails à l'occasion des changements morbides éprouvés dans les centres nerveux par l'effet de la maladie.

Quant à l'aide d'une préparation tout à la fois laborieuse et très-délicate, on est parvenu à enlever de son étui ossseux, l'encéphale et son prolongement rachydien encore pourvus de leurs enveloppes propres, rien extérieurement n'annonce que le cerveau et la moëlle épinière puissent offrir quelque chose d'anormal; cependant un observateur méticuleux pourrait noter dans les paquets graisseux qui entourent les nerfs rachydiens à leur sortie de la méninge, quelques traces d'injection dans les petits vaisseaux qui les pénètrent, et signaler en outre que cette plénitude des ramuscules vasculaires est plus marquée vers les régions dorsale et lombaire, que partout ailleurs.

Si par une incision longitudinale, on dépouille la masse encéphalique et spinale de la gaîne membraneuse composée de la dure-mère et de son feuillet pariétal arachnoïdien, il s'écoule d'abord le liquide céphalo-rachydien, le plus ordinairement limpide, un peu opalin et parfois d'une nuance légèrement sanguinolente, mais toujours translucide; dans aucun cas, cette sérosité ne paraît être sensiblement plus abondante que dans l'état physiologique.

A la face interne de cette gaîne membraneuse, composée de la méninge et de sa lame séreuse, on ne remarque rien autre chose qui mérite d'être signalée, si ce n'est quelques traces de rares et fines vascularités dilatées par la stase du sang.

Dénudé ainsi de ses premières enveloppes, l'appareil encéphalo-rachydien apparaît entouré d'un réseau anastomotique, fortement injecté en rouge vif; cette coloration est beaucoup plus prononcée dans les parties correspondantes au garrot et aux lombes, et va en s'affaiblissant vers l'extrémité pelvienne, aussi bien que vers l'extrémité céphalique, où cependant elle se répand sur les divers prolongements de la membrane lamineuse qui porte le nom de pie-mère.

Quoiqu'entourant complètement le cordon nerveux vertébral, les arborisations vasculaires, par suite d'une disposition anatomique bien connue, sont plus volumineuses et plus marquées à la face inférieure que sur les parties latérales, et qu'à la face supérieure. Chez certains sujets, la dilatation *arterio-veineuse* a été poussée si loin, qu'il y a rupture, et par suite extravasation sanguine dans les lames celluleuses sous-arachnoïdiennes, où cette extravasation forme des sortes d'ecchymoses d'un rouge éclatant, de figure variable, et ne dépassant pas en étendue la surface d'une pièce de un centime. C'est presque constamment au niveau des deux premières vertèbres dorsales, qu'ont été rencontrées ces dernières lésions.

Si on enlève le dernier revêtement membraneux des centres nerveux, l'aspect change de nouveau, à juger de la blancheur, du poli et de la consistance de l'extérieur de la moelle épinière, on supposerait qu'elle se trouve dans l'intégrité de l'état normal, cependant, un examen très-soigneux fait reconnaître que les vaisseaux qui plongent dans la substance blanche du prolongement rachydien, sont dilatés par la surabondance sanguine, et que leur trajet est marqué par un pointillé ou des stries rouges, dispersées çà et là, sur les tranches que le scalpel détache de cette substance; ce n'est guère que vers les renflements dorsal et lombaire et parfois dans la moelle allongée, qu'on parvient à constater cet effet morbide, qui d'ailleurs n'est après tout qu'une amplification d'une disposition anatomique naturelle.

Il faut pénétrer jusqu'à la substance grise, qui forme un double cordon servant de noyau à la moelle spinale, pour découvrir la plus grave et la plus importante de toutes les lésions nécroscopiques caractérisant l'enzootie ; cette matière vasculo-pulpeuse a éprouvé de très-notables changements; elle a d'abord abandonné sa couleur gris cendré, pour prendre une coloration rouge partout, mais particulièrement d'une grande intensité dans les deux dilatations qui servent d'origine aux troncs des plexus brachiaux et cruraux. Considérée à l'œil nu, cette substance paraît homogène, et sa teinte uniforme, sans mélange d'autres nuances; mais armé d'une forte loupe, on reconnaît bientôt qu'un réseau vasculaire fin, très-abondant, et largement injecté, en forme la trame, dans laquelle la pulpe cendrée se trouve enchâssée et comme noyée, en sorte que la coupe en est réellement et manifestement marbrée de rouge et de gris.

La consistance de la matière cendrée a aussi subi une grande modification, elle s'est remarquablement, mais inégalement ramollie, et cette altération a suivi les accidents de coloration, de telle sorte que son maximum, qui va parfois jusqu'à la diffluence, siége toujours dans le renflement cervico-dorsal, puis à un degré un peu moindre dans le renflement lombaire ; enfin dans les portions qui se rapprochent de la tête et de la queue, le cordon rachydien n'a que faiblement fléchi dans la résistance naturelle que la substance grise oppose à la pression.

Ce travail d'affaiblissement de consistance ne s'est pas accompli uniformément dans toute l'épaisseur des cordons cendrés de la moelle, il a procédé du centre à la circonférence, de manière à diminuer graduellement à mesure qu'il se rapproche et se confond avec l'enveloppe de pulpe blanche qui l'entoure ; il en résulte que l'axe de ces cordons est tellement liquéfié en certains points, que le prolongement rachydien s'y trouve canaliculé d'un double conduit pratiqué par l'altération pathogénique.

Toutes ces traces morbides, particulièrement concentrées dans la moelle épinière, ne restent pourtant pas entièrement étrangères au cerveau; nous avons déjà mentionné que l'injection vasculaire y suivait les replis de la pie-mère, dans quelques cas elle se manifeste par une rougeur assez prononcée de la surface extérieure des lobes latéraux, rougeur qui semble plonger dans les circonvolutions cérébrales pour reparaître dans la toile et les plexus choroïdiens. Les diverses couches cervicales de l'encéphale sont aussi parfois sensiblement colorées et ramollies, offrant dans leur surface de section un pointillé vermeil fin et serré; mais ce ne sont là que des états exceptionnels, et ce n'est d'ailleurs que dans des nuances affaiblies qu'on les reconnaît dans la grande majorité des autopsies.

L'origine des nerfs rachydiens présente aussi des signes de phlogose analogues à ceux qui précèdent, ils sont particulièrement remarquables vers les dilatations cervicale et lombaire de la moelle spinale; sur les filets de leurs racines, on aperçoit ramper des ramuscules déliés réfléchissant la couleur rutilante du sang, elles forment un réseau incomplet et irrégulier qui accompagne les radicules nerveuses dans leur trajet interméningien; ce réseau vasculaire franchit avec les radicules nerveuses réunies en faisceau, l'épaisseur de la dure-mère, qu'ils perforent en commun, pour venir constituer l'injection déjà relatée des paquets graisseux entourant les ganglions rachydiens à leur entrée dans les trous conjugués.

Ce phénomène de vascularité est inégalement prononcé sur les deux ordres de racine des nerfs spinaux, et ce sont les inférieures qui l'emportent ordinairement sous ce rapport.

Dans le plus grand nombre des sujets on découvre une lésion remarquable, bien peu connue, si toutefois elle a déjà été mentionnée et qui réside dans les filets qui constituent les racines des nerfs spinaux; cette lésion consiste dans l'hydropisie de la gaine arachnoïdienne qui leur sert d'enveloppe : un liquide séro-sanguinolent la dilate inégalement; il s'y accumule d'autant plus abondamment que la radicule nerveuse s'éloigne plus de son point d'origine et se rapproche davantage de la dure-mère pour la traverser ; c'est même en raison de cette circonstance que ces petits faisceaux filamenteux prennent la forme d'une massue dont la grosse extrémité serait dirigée dans le sens opposé à la moelle vertébrale : quand on incise ces dilatations, on voit que l'humeur hydropisée y est interposée entre la lame qui sert d'étui à la racine et le paquet de fibres nerveuses qui la composent essentiellement ; il n'est pas rare d'y rencontrer flottants et sans adhérences au milieu de ce liquide de petits caillots sanguins peu ou point décolorés. Jamais du reste l'épanchement séreux ne franchit au dehors de l'enveloppe rachydienne ; il semble que la texture serrée et inextensible de la méninge soit un obstacle insurmontable à ce que ce liquide puisse s'étendre au-delà.

C'est dans l'espèce chevaline que cette lésion se rencontre avec quelque constance (environ 6 fois sur 8), dans l'espèce du bœuf elle manque dans la majorité des cas (plus de 2 fois sur 3), enfin, on ne l'a presque jamais trouvée dans le mouton et dans les volatils : le plus ordinairement elle se montre sur les deux ordres de faisceaux radiculaires, les supérieurs et les inférieurs à la fois ; cependant nous avons cru remarquer que son intensité était généralement dominante sur ces dernières.

Nerfs. — Les cordons nerveux n'ont pas été suivis dans leurs trajets : ça et là et à travers les grands délabrements nécroscopiques on a pourtant pu explorer quelques nerfs de la vie de relation ou de la vie organique, sans qu'on y ait trouvé aucune altération perceptible aux moyens ordinaires d'investigations. La terminaison des fibres nerveuses au sein des tissus où elles se perdent n'a pas été poursuivie, faute de temps et nous ignorons si elle offre quelque chose d'anormal particulier à la maladie.

Systèmes musculaire et osseux. — L'ensemble des parties charnues disposées autour de la charpente osseuse, n'a subi ni déformation, ni altération : partout les masses musculaires ont l'aspect de nos meilleures viandes de boucherie, et si leurs teintes ont été modifiées, c'est plutôt en prenant un ton très-vigoureux qu'en diminuant d'intensité.

Rien à noter quant aux os et à leurs annexes.

Abdomen. — Dans un certain nombre de sujets, particulièrement dans l'espèce chevaline, il y a absence complète de lésions des viscères abdominaux ; chez d'autres, et spécialement chez les ruminants et les volatils, on rencontre dans le tiers ou la moitié des cas, la muqueuse gastro-intestinale plus ou moins colorée, surtout dans la portion qui tapisse la dernière moitié du colon ; cette membrane est couverte de mucosités grisâtres : elle a pris plus d'épaisseur ; ses villosités sont devenues pulpeuses, résistent peu au ratissement du scalpel et sont enlevées partiellement avec l'enduit muqueux qui les recouvre, pour laisser voir la nuance un peu bronzée du corps même de la muqueuse. On n'a jamais observé que les glandes de *Brunner* et les plaques de *Peyer* participassent sensiblement à cet état morbide.

Le foie est presque constamment dans l'état normal et nous n'avons eu à noter un peu de décoloration que dans deux circonstances. La rate a été trouvée ramollie, mais sans désorganisation ni accroissement de volume dans un assez bon nombre d'animaux de l'espèce bovine.

Il est des cas où le péritoine qui tapisse les coussinets graisseux des reins présente des sortes de larges taches pétéchyales, dues à une extravasation sanguine sous-péritonéale. Dans un cheval l'épanchement était si considérable qu'il constituait un foyer hémorrhagique du volume de deux poings.

L'attention a été portée d'une manière toute spéciale sur les organes génito-urinaires. L'on n'a rien remarqué d'insolite dans les reins, les urethères et la vessie ; l'urine contenue dans ce dernier réservoir conservait ses propriétés physiques ordinaires. La même absence d'altération s'est fait remarquer dans les parties sexuelles du mâle, comme aussi dans les ovaires, l'utérus et leurs dépendances chez la femelle. Aucun cas de gestation ne s'est présenté dans les animaux autopsiés.

Thorax. — Nous n'avons également que de faibles désordres à mentionner en ce qui touche le cœur, ses enveloppes et les gros troncs vasculaires qui s'en échappent ou en naissent. C'est ainsi que le péricarde et même l'endocarde fournissent quelques exemples de pétéchies qui transparent à travers la couche séreuse qui les recouvre : le sang que le centre de l'appareil circulatoire contient, en conservant sa coloration à peu près normale, nous a paru plus fluide et moins coagulable que de coutume. La même observation est du reste applicable au sang provenant des saignées préventives ou curatives qui ont été partiquées avant ou pendant le cours de la maladie. Nous ajouterons que dans les nécroscopies faites sur les vaches par notre confrère, M. Salomé, le cœur et les gros vaisseaux étaient hermétiquement obstrués par un seul et énorme caillot sanguin, mais les membranes de ces organes circulatoires n'offraient aucune trace de phlogose.

Les poumons sont généralement sains, et nous n'avons, que dans deux occurrences, vu les bronches et la trachée offrir des caractères inflammatoires, résultant de la pénétration dans les voies aériennes de breuvages irritants maladroitement administrés.

Résumé nécroscopique. — Tel est le relevé à peu près complet des altérations cadavériques laissées après la maladie enzootique que nous avons décrite : on peut les résumer en quelques mots.

Les unes appartiennent aux organes digestifs, sont peu constantes, quoique paraissant primitives et semblant résulter de l'action directe des causes morbides; elles consistent dans les effets généraux qui caractérisent anatomiquement les phlegmasies de la muqueuse intestinale, alors qu'elles siégent particulièrement dans la dernière moitié du tube digestif.

D'autres sont purement accidentelles, excessivement variables dans leur siége et paraissent résulter de complications qui font retentir la maladie, tantôt vers les reins, le foie, la rate, d'autres fois vers les poumons ou les organes circulatoires.

Enfin, les dernières sont fixes et constantes, elles se trouvent reléguées dans la profondeur des centres nerveux et quoique évidemment secondaires, dominent bien réellement l'ensemble des phénomènes pathologiques qui constitue l'affection; elles se réduisent à l'injection sous-arachnoïdienne du réseau vasculaire entourant la moelle vertébrale et les racines des nerfs rachydiens et consistent surtout *dans la rougeur* et *le ramollissement de la substance grise* de l'axe médullaire spinal, particulièrement prononcées vers les renflements cervico-dorsal et lombaire.

Nécroscopie comparée.—Envisagés dans les diverses catégories d'animaux qui subissent l'action meurtrière de l'enzootie, ces caractères anatomo-pathologiques présentent une étonnante similitude; c'est à peine si cette uniformité est quelque peu troublée par quelques nuances différentielles d'une minime importance : Ainsi, dans les ruminants et les volatils (1), les lésions intestinales se montrent plus fixes, en même temps que le cachet de la phlogose est un peu plus prononcé vers la masse cérébrale, que dans l'espèce chevaline.

Diagnostic. — Au tableau séméiologique et nécroscopique qui vient d'être exposé, il serait difficile de ne pas reconnaître que le siége de la maladie enzootique actuelle, réside effectivement dans la moelle épinière et qu'elle consiste essentiellement dans la phlegmasie suivie de ramollissement du noyau de substance cendrée, qui entre dans la composition et sert comme de centre au prolongement rachydien. La qualification spécifique de *Myélite* lui semblerait dès-lors justement acquise, si cette dénomination n'était déjà appliquée ou attribuée à une catégorie d'affections très-diverses, de façon à lui enlever toute valeur caractéristique ou pathognomonique.

() Dans les oiseaux, la moelle épinière ne possède pas de matière grise, elle est remplacée par un canal vide qui suit le même trajet : l'intérieur de ce canal éprouve du ramollissement dans les points correspondants où nous l'avons indiqué pour les mammifères domestiques.

D'un autre côté, si on s'appuyait exclusivement sur ce qu'il y a de plus saillant dans les symptômes du mal, on pourrait peut-être le rattacher à la nomenclature des maladies dites nerveuses et par extension lui accorder le nom de *Paralysie;* mais indépendamment de la grande différence séméiologique qui la sépare des autres formes de l'oblitération de la sensibilité et de la myotilité décrites par les pathologistes, on rencontre dans les signes dominants de l'enzootie que nous avons fait connaître, une association de caractères qui sont habituellement disséminés et servent d'apanages distinctifs entre les diverses affections cérébro-spinales; c'est ainsi que nous y trouvons confondus, avec ceux de la paralysie, les traits essentiels du *tétanos*, de la *chorée*, des *convulsions* et même du *tournis;* aussi avons-nous cru que cette sorte de combinaison insolite de plusieurs éléments morbides ayant ordinairement une existence isolée, devait interdire l'adoption d'un mot qui peint une analogie très-réelle, mais qui est trop restreint et trop incomplet pour reproduire à la pensée l'ensemble des phénomènes propres à la maladie.

Nous verrons d'ailleurs dans le chapitre suivant, que son étiologie semble rapprocher bien plus le mal dont il s'agit des accidents toxiques que des phlegmasies proprement dites.

Cette discussion purement terminologique prouverait de quelles difficultés est entourée l'étude rationnelle des phénomènes morbides du grand axe nerveux des animaux, s'il n'était généralement admis que nos connaissances, relatives à ses fonctions physiologiques et à ses dérangements pathologiques, demeurent encore vagues, obscures et incomplètes. Cependant les obstacles qui s'opposent à l'avancement de cette partie de la médecine ne sont sans doute pas insurmontables, et l'observation nécroscopique sagement interprêtée peut permettre de suivre et de pénétrer la liaison qui existe entre les désordres produits durant la vie et les altérations trouvées après la mort.

C'est ainsi que dans l'enzootie qui nous occupe, la constante prédominence des lésions du renflement rachydien dorsal, constitue un caractère anatomique spécial, tenant évidemment sous sa dépendance *l'abolition rapide et plus ou moins complète de la myotilité des extrémités antérieures, abolition qui se manifeste en faisant trébucher l'animal et le précipitant violemment à terre.*

L'influence du siége de ces altérations est ici une chose fondamentale au point de vue pathologique, car d'après les faits précédemment acquis par la science, qu'on les suppose, par exemple, reléguées vers la dilatation lombaire, les symptômes si connus de la *paraplégie* apparaîtront seuls alors : qu'on admette au contraire qu'elles se portent vers le renflement crânien, ce seront, dans cette occurrence, les phénomènes cérébraux d'un type tout différent qui se produiront.

Dans l'une et l'autre supposition, la maladie qui fait l'objet de cette notice, éprouvera une véritable transformation, ou plutôt cessera d'avoir sa raison d'être comme spécialité pathologique.

La distinction des points où s'établit le travail morbide sur le système cérébro-spinal est donc d'une importance majeure, et il y a sous ce rapport tout autant de raison de séparer ce qui appartient à chaque région de l'appareil nerveux central, qu'il en existe pour différencier les maladies qui attaquent les diverses portions du tube digestif.

Partant de ce principe et sans contester que l'état actuel de la science ne permet pas encore d'en généraliser l'application; écartant d'ailleurs les affections de l'encéphale si variées et si compliquées, nous sommes amenés à diviser les phlegmasies de la moëlle épinière en deux catégories et à reconnaître comme parfaitement distinctes au double point de vue théorique et pratique, une *myélite lombaire* et une *myélite dorsale.*

Cette division est la base du diagnostic différentiel qui délimite la paraplégie de l'enzootie actuelle. Si la première a pour point de départ la congestion, la phlogose et le ramollissement de la nodosité médullaire donnant naissance aux cordons du plexus crural, la seconde présente les mêmes lésions dans la dilatation d'où tire son origine le plexus brachial : dans le premier cas c'est sur les extrémités postérieures que frappe le mal en y anéantissant la faculté du sentiment et du mouvement; dans le dernier, les mêmes effets sont produits sur les extrémités antérieures, en entraînant toutefois comme conséquence la suspension de l'inervation dans la partie du prolongement rachydien situé en arrière.

Les notions nécroscopiques que nous possédons sur l'hémiplégie et les paralysies partielles des animaux sont peu nombreuses et manquent de précision, aussi ne nous permettent-elles pas de poursuivre la comparaison anatomo-pathologique que nous venons de faire avec les deux maladies précédentes. Toutefois il n'est pas possible de les confondre avec la maladie dont il s'agit ici, quand on s'en réfère à la grande dissemblance de leur marche et de leurs symptômes.

Une question plus difficile, consiste à déterminer le rôle que joue chacune des altérations des centres nerveux ou de leurs annexes, dans le développement des phénomènes morbides qui caractérisent la maladie si complexe que nous avons décrite ; ici nous nous trouvons réduit à des suppositions plus ou moins vraisemblables et qui avant d'être acceptées doivent recevoir la confirmation de nombreuses observations ultérieures ; cependant toutes hasardeuses que soient ces suppositions, nous n'hésitons pas à les produire, pour qu'elles appellent la discussion sur un point très-délicat et très-important de physiologie pathologique encore très-obscur dans la médecine des animaux.

L'oblitération simultanée, quoiqu'inégale du sentiment et du mouvement dans le tronc et les membres, paraît dépendre et être la manifestation de l'inflammation et du ramollissement de la matière grise rachydienne. Ce qui semble le prouver, c'est que l'oblitération n'envahit que les régions sensoriales et musculaires dont les nerfs tirent leur origine des points affectés de la moelle spinale, en sorte que suivant que les lésions occupent plus ou moins d'étendue, la double paralysie prend une extention plus ou moins considérable.

Toutefois il est vraisemblable que la congestion du réseau vasculaire des racines supérieures des nerfs rachydiens et surtout l'épanchement séreux ou sanguinolent de leur gaine arachnoïdienne concourent aussi à l'abolition de la sensibilité, tandis que les mêmes altérations, siégeant dans les racines inférieures, doivent être en liaison étroite avec les contractions tétaniques si insidieusement mêlées aux symptômes de l'enzootie. Peut-être même, d'après cette dernière hypothèse, le tétanos essentiel ne consisterait-il que dans ce dernier état morbide, soit isolé, soit en prédominance sur ceux qui lui sont associés, mais qui, dans l'un et l'autre cas, aurait échappé aux investigations nécroscopiques faites sur les animaux.

Les convulsions spasmodiques, les mouvements saccadés qui rappellent la chorée peuvent être attribués à la concomittence des lésions de la moelle avec celles du cervelet et du cerveau, car on n'a jamais eu occasion de les observer que dans les occurrences où la phlegmasie rachydienne s'était propagée à l'encéphale.

Nous terminerons cette partie de notre notice en remarquant que nos observations ne nous ont jamais permis de préciser dans le vivant les dérangements accessoires ou accidentels trouvés après la mort dans l'abdomen ou le thorax ; il est vrai que relativement à cette affection, l'importance des complications est très-secondaire et que toute l'attention et les efforts de la science doivent se concentrer sur les troubles de l'appareil encéphalo-rachydien, les seuls qui mettent la vie dans un péril imminent.

Pronostic. — La maladie dont nous avons fait connaître les symptômes et les lésions est toujours des plus graves et entraîne presque constamment la mort dans un très-bref délai. Cependant, il est des cas exceptionnels où elle semble laisser échapper sa proie : en général, on ne peut conjurer la perte des animaux, lorsqu'ils tombent comme foudroyés et que leurs efforts demeurent impuissants pour les faire relever seuls ou avec le secours des forces humaines ; les prévisions fâcheuses s'accroissent encore quand apparaissent des sueurs abondantes et que la raideur tétanique s'empare du vaste ensemble des muscles extenseurs des membres, du tronc et de l'encolure; enfin le refroidissement des extrémités, la cessation presqu'absolue de la faculté de les mouvoir volontairement, l'affaiblissement du pouls, l'accélération croissante et de plus en plus pénible de la respiration, l'épuisement, annoncent une terminaison infaillible, prompte et funeste.

L'espoir de combattre efficacement un péril si imminent n'est réalisable qu'alors que les causes ayant agi avec une faible intensité, se formulent par un simple avertissement consistant en une chûte suivie du recouvrement apparent de la santé; dans ce cas on peut compter sur un succès presque certain, si on s'empresse de soustraire les animaux à l'action étiologique déterminante du mal. Mais en dehors de cette prescription essentielle, une ou plusieurs récidives surgissent fatalement et brisent rapidement l'organisme qui avait résisté à une première attaque.

A un degré plus élevé, c'est-à-dire lorsque l'accès primitif a porté une plus profonde atteinte à la contractilité musculaire, mais en permettant toutefois au malade de se soutenir sur les membres, ou quand artificiellement on est parvenu à le relever, des chances de guérison existent encore, si l'indication précédente est secondée par un traitement rationnel très-énergique. Cependant dans cette occurrence la curation est toujours difficile et se fait longtemps attendre.

Etiologie.— Si la recherche des causes des épizooties et des enzooties a été jusqu'ici à peu près sans résultat, il était permis d'espérer que la maladie qui nous occupe, ayant un type tout spécial et une action circonscrite dans les étroites limites de quelques exploitations, pourrait donner prise à des investigations plus fructueuses; cet espoir ne s'est encore que très-imparfaitement réalisé ainsi que cela ressort des développements dans lesquels nous allons entrer; mais nous avons tout lieu de croire que les travaux que nous poursuivons amèneront enfin une solution précise de ce problème étiologique.

En passant successivement en revue les circonstances au milieu desquelles l'enzootie est apparue, il demeurait tout d'abord évident qu'ayant débuté dans toutes les saisons de l'année et sous les influences atmosphériques et météorologiques les plus diverses, on ne pouvait accuser les conditions physiques du milieu dans lequel vivent les animaux, d'être les sources qui lui avaient donné naissance.

Les explorations dirigées dans ce que pouvait offrir de causes particulières les exploitations envahies par l'affection, n'ont rien appris de bien positif, ou n'ont abouti qu'à des présomptions vagues, incertaines, et sans grande utilité pratique.

Ainsi ni l'air, ni les habitations, et nous pouvons ajouter ni le service, ni la destination des animaux, ne paraissent avoir eu d'action sur le développement de la maladie.

Dans quelques occurrences on avait cru pourtant remarquer une certaine coïncidence entre le développement de l'enzootie et des fatigues excessives ; mais toute espèce de travail ayant cessé, le mal n'en continua pas moins ses désastres. Dans d'autres cas, et notamment dans le fait rapporté dans les instructions vétérinaires et cité plus haut, les présomptions étiologiques ont porté sur les émanations méphitiques et putrides produites par une grande quantité de poules mortes qu'on avait enfouies dans le fumier de la cour, traversée chaque jour par les chevaux ; on ignorait alors que la même cause de mortalité peut sévir à la fois sur l'espèce chevaline et sur les volatiles ; en sorte que pour deviner juste, il eut fallu remonter plus haut et chercher ailleurs.

Les substances ingérées pour l'entretien de l'économie animale ont particulièrement été l'objet d'un sérieux examen.

Les boissons ayant été puisées soit dans des cours d'eau, soit dans des nappes souterraines, communes à une grande étendue de pays, ne pouvaient être accusées d'effets malfaisants. Dans un seul cas, il est pourtant arrivé que les eaux du fumier se sont infiltrées et ont troublé la pureté des eaux de forage employées à désaltérer les bestiaux ; mais ne sait-on pas que la plupart des abreuvoirs de nos fermes sont dans des conditions analogues et que l'usage de leurs eaux comme boisson, n'est presque jamais suivi d'accidents.

C'est sur les aliments solides que se concentraient particulièrement les soupçons d'avoir occasionné les désordres morbides signalés plus haut ; aussi ont-ils, dans toutes les circonstances, été passés en revue avec la plus scrupuleuse attention.

Presque constamment les fourrages ont présenté des signes plus ou moins évidents d'altérations qui se révélaient à l'odora et au goût ; toutefois, comme ces altérations étaient multiples et se montraient différentes ou diversement associées danschaque cas considéré en particulier, aussi a-t-on longtemps erré de supposition en supposition, sans qu'une base solide pût servir à une interprétation rigoureuse de faits.

C'est ainsi que deux fois il est arrivé que des fèves surannées, ayant fait un séjour prolongé dans des lieux humides et contracté une odeur et une saveur nauséabondes, ont pu être incriminées de la mortalité produite par la maladie ; mais on a cessé de les mêleravec l'avoine, et les ravages n'ont pas discontinué : d'ailleurs dans la majorité des cas d'enzootie, les fèves étaient étrangères au régime alimentaire de ses victimes.

Dans d'autres occurrences, c'est sur le foin, la paille, les *warats* (1), atteints de traces plus ou moins évidentes, de rouille, de moisissures ou maculés de productions cryptogamiques des genres uredo, œcidium, erysiphe et autres, qu'a dû se rejeter l'accusation ; mais il faut bien le reconnaître, les pathologistes ont depuis longtemps attribué à ces agents des effets morbides divers et tout-à-fait dissemblables avec ceux qui font le sujet de ce mémoire ; ajoutons que ces denrées suspectes ayant été éli-

(1) Fourrage artificiel composé de fèves mêlées de vesce, de pois des champs et quelquefois de seigle, donné sec et en gerbes aux chevaux et bêtes bovines.

minées en plus ou moins grande partie de la ration fourragère, les sinistres ne se sont pas arrêtés et que d'ailleurs il est arrivé parfois que les aliments indiqués étaient irréprochables sous le rapport du développement de ces épiphytes, en sorte qu'aucune hypothèse raisonnable ne peut être assise sur leur présence ou leur absence.

On a aussi souvent remarqué dans la paille et l'hivernage ou *coupage* (1) la présence en plus ou moins grande quantité de graines et péricarpes étrangers aux récoltes et crus spontanément sur le sol : plusieurs sont restés spécifiquement indéterminés, d'autres ont été reconnus pour appartenir aux espèces suivantes : la *nielle* des blés (agrostema githago), le *mélampyre* des champs (melampyrum arvense), le *barbeau* (centaurea cyanus), la *nigelle* (nigella arvensis), le *coquelicot* (papaver rheas), la *camomille puante* (anthemis arvensis), l'*ivraie vivace*, l'*ivraie énivrante*, (lolium perenne, temulentum), etc., etc. Le mélange de ces diverses plantes avec le produit des moissons est chose assez commune et n'occasionne ordinairement aucun effet fâcheux.

L'avoine qui forme la base de la nourriture du cheval et qui entre aussi parfois dans le régime des autres herbivores, ne pouvait échapper à une sévère information étiologique : en général assez mal récoltée et mal conservée dans des locaux parfois humides, elle est souvent apparue manquant de netteté et de lustre, ayant dans quelques cas de faibles apparences de germination et de moisissure, elle exhalait une légère odeur d'échauffé mêlée de l'arum caractéristique de toutes les *mucédinées*; son goût avait une certaine âcreté, irritait la gorge et y occasionnait une chaleur et une astriction qui durait plusieurs heures : en coupant le grain transversalement avec les dents, on apercevait la matière farineuse d'un blanc nacré moins consistante que dans

(1) Mélange de seigle, de vesce et de lentillon, soumis à l'action du *hachepaille* et administré avec l'avoine, particulièrement pour la nourriture des chevaux.

l'état normal, mais ne pouvant d'ailleurs éveiller aucune idée de suspicion.

Ces indices graves, qui semblaient incriminer d'inculpation toxique, l'action des semences alimentaires ainsi altérées, n'ont pas tardé à s'atténuer considérablement, par la soigneuse comparaison des faits : ainsi des avoines, en tout semblables à celles consommées dans les fermes où régnait la maladie, ne produisaient aucun effet malfaisant dans d'autres exploitations: il y a plus, c'est que la suppression de ce produit alimentaire dans les premiers de ces établissements n'a pas toujours empêché l'enzootie de suivre son cours meurtrier.

Il est vraisemblable, qu'après avoir pesé mûrement toutes les considérations précédentes, on se serait lancé dans un autre ordre de recherches, si des incidents singuliers, et en apparence nexplicables, n'étaient venus ramener la question sur le même terrain où elle avait été primitivement engagée : voici très-succinctement en quoi consistent ces incidents.

1.° M. L. Durot, d'Herrin, après avoir perdu ses attelages, plusieurs bêtes bovines et ovines, ainsi que de nombeuses volailles, crut prudent, en faisant l'acquisition de deux nouveaux chevaux, de les soustraire à l'action locale à laquelle on attribuait des sinistres si multipliés ; en conséquence il les fit placer dans les écuries et à côté des chevaux de son beau-frère, dont l'exploitation était voisine de la sienne et se trouvait dans des conditions sanitaires parfaites. Dans cette situation, l'habitation restait commune aux attelages des deux fermes, mais le régime était puisé aux deux sources distinctes dépendantes de l'approvisionnement de chacune d'elles ; en sorte que les animaux de M. L. Durot furent nourris des denrées qui avaient alimenté les précédentes victimes du mal : aussi la précaution qu'on croyait sage et qui devait écarter tout danger, fut-elle vaine : moins de quinze jours suffirent pour moissonner le nouvel attelage, sans qu'il fût porté la plus faible atteinte aux chevaux qui étaient en cohabitation avec.

2.° Pareil exemple s'était déjà montré en 1826, à Comines et il s'est renouvelé en novembre dernier, chez M. Legrand, à Vendeville.

3.° Des circonstances plus décisives se sont produites en ce qui touche M. Desmazières de Seclin : son exploitation sucrière est habituellement desservie par six chevaux ; déjà quatre avaient succombé, lorsqu'il se décida, sur mon avis, à employer, comme moyen prophylactique, la suppression de ses produits fourragers dans le régime de ses chevaux et à les remplacer par d'autres fourrages provenant de fermes où la santé des animaux était irréprochable; à l'exécution de cette prescription, il joignit, pour un attelage nouvellement admis à ses travaux, le soin de les loger dans une maison voisine et l'attention de ne pas les laisser pénétrer dans son établissement ; plusieurs semaines s'écoulèrent sans qu'il eût aucun sinistre à enregistrer; mais cet industriel s'étant relâché de la condition onéreuse du changement de régime et ayant admis, dans la proportion d'un quart à un tiers de la consommation de ses chevaux, sa récolte d'*hivernage*, composée d'un mélange de seigle, de vesce et de lentillon, la mortalité ne tarda pas à reparaître et à engloutir tout ce qui lui restait d'animaux de l'espèce chevaline.

4.° Pour suppléer à l'absence de la force motrice des chevaux, le même propriétaire introduisit dans ses étables deux attelages de bœufs, qui furent nourris avec l'*hivernage* dont l'influence fâcheuse venait pourtant de se révéler dans les faits précédents : une dizaine de jours de cette alimentation suffit pour développer l'affection dans tous ; deux succombèrent, les deux autres n'échappèrent à la mort que grâce à la promptitude qu'on mit à séparer de leur ration cet aliment délétère, en lui substituant la pulpe de betterave et le tourteau de colza, et surtout au sacrifice qui en fut fait pour la boucherie.

Il convient de remarquer ici qu'il existe, dans l'établissement de M. Desmazières, un troupeau d'engraissement, composé d'une trentaine de bêtes bovines auxquelles il n'est administré que des mares de la fabrication sucrière et de la fabrication d'huile, associées à des fèves et à de la paille : pendant et après l'enzootie, l'état sanitaire de ce troupeau n'a rien laissé à désirer.

5.° Cependant, éclairé par tant de désastres, M. Desmazières acheta trois nouveaux chevaux, les plaça dans son écurie, préalablement blanchie et nettoyée, et supprima définitivement de leur régime la totalité de son ancien approvisionnement fourrager : plus d'un mois s'écoula sans qu'on vit rien apparaître, mais tout à coup et à peu de jours d'intervalle, ces trois animaux furent frappés des mêmes symptômes qui s'étaient déjà montrés dans toutes les autres victimes qui viennent d'être énumérées ; deux moururent à la violente promptitude du mal, le troisième se rétablit après une convalescence très-prolongée. Cet incident anéantissait les suppositions qui découlaient des observations précédentes ; aussi, pour en constater la véritable signification, convenait-il de le soumettre à un rigoureux examen. Il est résulté de l'espèce d'enquête à laquelle il a donné naissance, que l'ancien *hivernage*, relégué dans le fond du grenier, avait été soustrait et donné clandestinement par le charretier, dans la vue d'augmenter promptement l'embonpoint de ses chevaux, qui le mangeaient avec avidité ; en sorte que, même dans ce cas, le produit fourrager incriminé, semble encore justifier l'accusation qui pèse sur lui.

6.° Un fait, presque identique avec le précédent, s'est produit à Vendeville, chez le même cultivateur qui, en quelques mois, avait perdu successivement deux chevaux : celui destiné à les remplacer resta plein de santé pendant quelques mois, jusqu'au moment où son possesseur crut devoir admettre partiellement dans son régime l'*hivernage* qui avait occasionné ses désastres antérieurs ; quatre à cinq semaines suffirent pour amener une forte atteinte du mal, qui céda pourtant à des soins assidus et surtout à la suppression de la denrée malfaisante.

7.° Il importe de bien constater que dans les deux derniers exemples cités et où le fourrage suspect a été administré mélangé avec d'autres, l'incubation du mal s'est prolongée pendant environ un mois, tandis que dans tous les cas où l'aliment précité était donné pur, dix à quinze jours suffisaient pour faire éclater le mal.

8.° Un autre épisode de l'énigme étiologique que nous poursuivons, a été recueilli dans les circonstances suivantes :

Le frère de M. Desmazières, négociant à Lille, étant à court de fourrages, se fit donner par ce dernier quelques sacs de l'*hivernage* toxique, divisé par le *hache-paille* : il en fut fait usage pour la nourriture du seul cheval de cabriolet qu'il possédât. L'animal ne tarda pas à éprouver les accidents qui s'étaient produits sur ceux qui avaient participé à la consommation de cette denrée ; néanmoins, comme la dose qu'il en avait prise était relativement plus faible, il ne succomba pas et parvint à une guérison qui coûta des soins assidus pendant plus de six semaines.

Il n'est pas inutile d'ajouter que c'est le seul exemple connu de l'invasion de la maladie sur la population animale de la ville de Lille.

9.° Plus tard, chez M. Cogez, à Marquillies, la santé des attelages des chevaux ayant paru éprouver des atteintes, on s'empressa d'en changer le régime et de leur supprimer l'*hivernage*, qui fut administré aux quarante-un bœufs d'engrais et de travail de ses étables : à la suite de cette alimentation, ces derniers animaux furent coup sur coup frappés de mortalité : après onze sinistres on arrêta court et presqu'immédiatement la maladie, en écartant purement et simplement de la ration le fourrage suspect.

10.° Dans les derniers faits qui se sont accomplis à Bailleul, l'enzootie est née dans des circonstances étiologiques plus obscures : là l'affection s'est développée dans le pâturage ; mais la preuve que celui-ci est resté étranger au mal, c'est que les seuls animaux nourris précédemment dans l'exploitation du sieur Vancostenoble en ont été atteints ; tandis que tous ceux d'autre provenance et qu'on y a placés ensuite, ont joui de la plus complète immunité. Cependant les six vaches entretenues par ce cultivateur ne consommaient pas d'*hivernage* à la ferme avant qu'on les mit au pacage; elles recevaient toutefois en abondance des *warats* dans la composition desquels existaient, ainsi que nous le verrons tout-à-l'heure, divers éléments communs avec ceux du fourrage incriminé. Une période de deux à trois semaines s'était d'ailleurs écoulée depuis la cessation du régime sec, lorsque la maladie s'est déclarée.

11.° Malgré les doutes soulevés par la dernière observation, la concordance remarquable de celles qui l'ont précédée, devait nous porter à rechercher si les atteintes antérieures de l'enzootie pouvaient se rattacher à l'emploi de l'hivernage. En consultant à cet égard les notes que nous avons soigneusement conservées, nous avons pu constater que dans presque tous les cas ce fourrage entrait dans l'alimentation des animaux qui ont été en proie à la maladie.

L'observation relatée dans les *Instructions vétérinaires*, ne paraît pas même faire exception à cette remarque, car il est mentionné *que les deux derniers chevaux atteints n'habitaient pas la même écurie que les trois premiers* et que *tous étaient nourris avec d'excellente bisaille* : on sait qu'on désigne ainsi un produit fourrager dont la *vesce* et le *pois des champs* forment la base, et qu'on sème souvent conjointement au seigle qui sert de support à ces légumineuses; c'est, comme on le voit, l'hivernage sous un autre nom.

L'ensemble de tous ces renseignements ramenait donc à un examen plus sévère de la sorte de fourrage mixte, que tant de circonstances accusaient d'effets meurtriers; malheureusement il était impossible de faire cet examen, en ce qui touche aux attaques antérieures du mal, et il a fallu restreindre nos investigations à l'analyse des hivernages et *warats* récoltés par MM. Desmazières, Legrand, Cogez et Vancostenoble, dont nous venons d'enregistrer l'action désastreuse. L'inspection de ces denrées a été faite au point de vue agricole, entomologique, mycologique, chimique et toxicologique. Nous allons en consigner succinctement les résultats.

Examen agricole et entomologique. — Les hivernages accusés de propriétés malfaisantes ont été récoltés en 1852 et obtenus sur des terrains argileux, à *sous-sol* marneux, après dépouille de betteraves ou de colzas; leur végétation n'a rien offert de remarquable, les coupes s'en sont faites, pour l'année, dans des conditions généralement très-favorables; elles ont été, la plupart, rentrées sèches et exemptes d'avarie, avant les pluies qui ont désolé si longtemps les cultivateurs. Néanmoins, avec la plus belle apparence, ces produits fourragers offraient ces particularités anormales : 1.° que les grains de seigle en étaient rugueux, ridés, parsemés d'aspérités et souvent recourbés sur leur face à sillon; ils se laissaient dépouiller avec la plus grande facilité de leur enveloppe la plus externe; leur saveur avait aussi quelque chose de salin, comme s'ils avaient contenu une combinaison à base alcaline; 2.° que ces mêmes semences renfermaient, cachées au milieu des cellules fructifères, des larves de *fausse-teigne*. (Iponomeuta Tritici Lat.); 3.° que les fruits des légumineuses et plus spécialement la vesce, le pois des champs et les fèves, avaient subi des déprédations de la part de arvesl appartenant à la tribu des *tinéites*, lesquelles avaient pratiqué des galeries dans l'épaisseur des gousses, et 4.° que leurs grains étaient dévorés par des coléoptères du genre *Bruce*, qui y opéraient leurs métamorphoses.

A ces lésions près, les hivernages de MM. Desmazières et Legrand étaient fort grenus et offraient une grande prépondérance de seigle : Voici l'analyse exacte de leur composition phanérogamique.

Proportion sur 1000 grammes, chez MM.	Desmazières,	Legrand.
Graines de seigle (secale céréale var. aut.) . .	142 gr.	152
— de vesce (viscia sativa var. aut.) . .	34	42
— de lentillon (ervum tetraspermum).	32	37
— de nielle (agrostema gïthago) . . .	11	9
— d'ivraie énivrante (lolium temulentum)	10	11
— d'avoine folle (avena fatua).	2	3
— de plantes diverses, (brome, paturin, liseron, etc)	40	32
Tiges de seigle, vesce, lentillon et autres . .	685	675
Enveloppes des fleurs ou des graines, détritus végétaux, poussière	44	39
	1000	1000

Comme puissance nutritive, c'est on le voit, le seigle qui domine dans les deux mixtions fourragères mentionnées : à l'égal des bonnes récoltes de cette céréale, on constate que la semence y figure pour un rendement proportionnel de 1 hectolitre les 100 gerbes de 5 kilog.

Le coupage de M. Cogez était beaucoup moins riche : il avait été altéré par l'humidité, et en outre il avait contracté une mauvaise odeur; il contenait, savoir :

	sur 1000 gr.
Graines de seigle.	50
— de vesce.	17
— de lentillon	15
— de nielle.	7
— d'ivraie	11
— d'orge d'hiver.	1
— de plantes diverses. . . .	28
Tiges de seigle, vesce, lentillon et autres	813
Enveloppes des fleurs ou des graines, parcelles végétales, poussière. . .	58
	1000

Ces derniers chiffres témoignent de l'étendue de variation des éléments dont se compose le fourrage qui nous occupe ; elle apparaîtra mieux encore par le rapprochement suivant qui indique la distance des proportions extrêmes dans les trois hivernages analysés :

		Variation de rapport sur 100. de		à	
Graines essentiellement alimentaires.	Seigle . .	5	8,5	15	22,5
	Vesce. . .	2		4	
	Lentillon.	1,5		3,5	
Graines de plantes nuisibles.	Nielle. . .	1	5	1	6
	Ivraie . . .	1		1	
	Diverses .	3		4	
Tiges fourragères			81		67
Poussière et détritus.			5,5		4,5
			100		100

résultats les plus saillants de la comparaison qui précède, consistent à démontrer que la partie la plus essentiellement nutritive de l'hivernage est environ trois fois plus abondante dans un cas que dans l'autre, d'où il est rationnel de conclure que les propriétés malfaisantes de ce fourrage sont indépendantes des principes assimilables qu'il contient.

Une circonstance rend d'ailleurs ces proportions bien peu stables, les dégâts occasionnés par les *bruces* et les larves d'*œcophores* ou autres *tinéites* réduisent rapidement toutes ces graines à l'état de simples enveloppes tégumentaires, en sorte que dès le courant de mai on trouve un grand nombre de débris informes de semences complètement dépouillées d'embryon, de périsperme et de cotylidons.

L'exploration des *warats* provenant de M. Vancostenoble a donné des résultats moins précis. Le battage en ayant déjà été opéré quand il fut soumis à notre examen : il contenait sur 100 gr., à peu près : 55 gr. fèves dont 20 de graines et 35 de tiges et feuilles sèches.

10 gr. pois des champs dont 4 de graines et 6 de tiges et feuilles sèches.

35 gr. plantes diverses reprises dans les tableaux précédents et dont 10 de graines et 25 de tiges et feuilles sèches.

Les attaques des insectes étaient manifestes sur les fruits, les graines et même les tiges des légumineuses précitées; leur dessication avait été lente et se trouvait encore imparfaite.

Examen cryptogamique.— Quelques traits de similitude entre l'*ergotisme* et les accidents attribuables à la denrée suspecte qui nous occupe, conviaient à vérifier si ses propriétés malfaisantes ne résidaient pas dans le développement d'agames toxiques; mon honorable collègue de la Société des sciences, le micologue distingué, M. Desmazières, de Lambersart, fut consulté à ce sujet; mais avant de trancher la question, il me recommanda de m'adresser au docteur Leveillé, naturaliste éminent, dont le nom se rattache aux meilleurs travaux exécutés jusqu'à ce jour sur la sphacélie et l'ergot des céréales, et qui sous ce rapport lui paraissait l'homme le plus compétent pour résoudre la question. Ce célèbre cryptogamiste mit à me répondre une obligeance et un empressement qui méritent toute ma gratitude; je ne saurais mieux lui rendre hommage qu'en insérant ici textuellement les résultats de ses recherches.

En inspectant *l'hivernage en botte*, M. Léveillé s'exprime ainsi:

« La paille entière m'a paru aussi saine et aussi bien
« récoltée qu'on peut le désirer; sa couleur est naturelle, son
« odeur est agréable, autant que celle de la paille peut l'être.
« Je l'ai fendue depuis un bout jusqu'à l'autre, je n'y ai trouvé
« ni tache, ni moisissure. *Je trouve qu'elle ne laisse rien à désirer*,
« sa surface et le peu de feuilles ne présentent pas le moindre
« vestige de champignons parasites, tels que des *uredo*, *puccinia*,
« les enveloppes florales sont parfaitement saines également.
« Quant au grain, il est facile de s'apercevoir que la récolte
« en a été faite un peu trop tôt, il est petit, retrait, rugueux à
« sa surface, les deux membranes qui forment son péricarpe,

« qui devraient être soudées en une seule, se séparent faci-
« lement, ce qui n'empêche pas la farine d'être bien formée ;
« elle se colore fortement sous l'influence de l'iode, l'embryon
« lui-même est très-bien formé et chose qui ne devrait pas être,
« mis à nu dans plusieurs épis; je ne doute pas du tout que ce
« grain placé en terre ne produise d'autre seigle.

« J'ai trouvé mêlé aux tiges de seigle, de la vesce commune
« et l'ervum tétrasperunum, mais je ne pense pas que l'on puisse
« accuser ces deux légumineuses des fâcheux accidents que
« vous me faites connaître.

« L'hivernage hâché, provenant de la même récolte que la
« précédente denrée, ne m'a absolument rien présenté qui pût
« faire soupçonner son insalubrité, ni même sa qualité infé-
« rieure.»

Exprimant ensuite son opinion sur l'avoine dont on lui avait envoyé un échantillon, M. le docteur Léveillé ajoute : « qu'elle
« appartient à une mauvaise variété, mais pourtant elle est
« bonne dans sa catégorie. Les corps qui sont attachés aux
« poils qui surmontent son extrémité supérieure, sont les
« débris des anthères; sous le microscope on reconnaît par-
« faitement bien leur structure; elle n'est pas du tout malade.»

Enfin, le savant mycographe termine et se résume en déclarant que les fourrages soumis à ses investigations ne contiennent pas une seule *sphacélie*, ni autres productions fungiques dangereuses, et que celles-ci ne sauraient être conséquemment accusées d'avoir produit la maladie.

Examen chimique et toxicologique. — Ainsi, deux éminents naturalistes se montrent d'accord pour constater, sous le rapport cryptogamique, la parfaite innocuité des denrées alimentaires que l'observation accuse de propriétés délétères; mais leurs conclusions, toutes irréfutables qu'elles soient, ne peuvent cependant renverser les conséquences rigoureuses de faits nombreux, concordants et bien observés que nous avons fait connaître.

Il fallait donc, pour espérer quelques lumières sur un sujet étiologique si obscur, se lancer dans des recherches d'un autre ordre : c'est ce que nous avons pensé avec mon ami et collègue, le consciencieux pharmacien-chimiste, M. Meurein, et ce qui nous a déterminés à associer les expérimentations toxicologiques avec l'analyse chimique, dans les nouvelles investigations que nous avons jugé utiles d'entreprendre.

En nous dévouant à cette tâche, nous savions de quelles difficultés devait être hérissé le problème dont nous poursuivons avec tenacité la solution et qui repose en grande partie sur des données encore bien imparfaites de chimie organique. Nous étions pourtant loin de prévoir à quelles lenteurs nous condamnerait la puissance des obstacles que nous avions à surmonter ; aussi, malgré notre laborieuse persévérance, le travail que nous avons commencé, tout en donnant la confirmation expérimentale des propriétés toxiques du fourrage suspect, et en nous mettant sur la voie pour constater la provenance et la nature du principe vénéneux auquel elles sont dues, a-t-il été tellement retardé qu'il nous est impossible d'aborder immédiatement l'importante et capitale question étiologique que soulève l'enzootie que nous avons fait connaître. Dans cette position, nous préférons détacher de la présente notice, pour en faire l'objet d'un mémoire spécial, les recherches que nous avons entamées sur l'action mortifère exercée par le produit fourrager dont nous avons enregistré les funestes effets.

Moyens préventifs ou prophylactiques. — La rapide succession de sinistres qui semblent comme fatalement appartenir à la maladie, devait faire attacher la plus haute importance à la découverte des moyens propres à en prévenir les désastreuses conséquences dès sa première apparition dans nos exploitations rurales ; mais ici rien ne pouvait diriger l'intelligence pour écarter un danger dont la cause inexplorée jusqu'ici, reste encore couverte de tant de mystères, et il fallait bien plutôt compter sur d'aveugles et hasardeux tâtonnements, que sur des déductions rationnelles, vraiment dignes de la science.

Rien dans la marche de l'enzootie ne paraissait l'accuser d'être transmissible et ne provoquait conséquemment l'adoption des mesures de précautions en usage contre la propagation des affections contagieuses : toutefois, à la vue des nombreuses victimes frappées mortellement en pleine santé, l'esprit effrayé d'une telle puissance de destruction inclinait instinctivement, dans les campagnes, à y reconnaître un agent miasmatique doué de propriétés mortifères ; aussi, presque partout a-t-on, comme premier soin prophylactique, employé l'isolement, la séquestration et toutes les restrictions inventées pour servir de barrière à l'extension prétenduement contagieuse du mal ; mais ces moyens dictés par une hypothèse sans fondement, sont constamment restés inefficaces et ont fini par être complètement abandonnés.

S'inspirant d'un autre ordre d'idées, on avait aussi supposé que les saignées préventives empêcheraient le développement de la congestion et de la phlogose des centres nerveux et particulièrement de la moelle épinière, source et siége organiques du mal. Ici encore les prévisions ont été déçues, et loin qu'on ait remarqué un ralentissement dans sa marche, elle a, dans plusieurs cas, paru en avoir été plus active.

La révulsion déterminée par les purgatifs et les diurétiques, a encore été essayée pour enrayer l'affection, mais tout aussi infructueusement que dans les tentatives précédentes.

Enfin, les modifications du régime des animaux, dans un but préventif, ont eu des effets très-divers suivant les éléments alimentaires contre lesquels elles ont porté ; la substitution totale ou partielle du foin de prairie artificielle au foin de prairie naturelle, n'a produit aucun résultat avantageux ; il en a été de même du remplacement de l'avoine par des denrées congénères. Seule, la suppression de l'hivernage, avec ou sans compensation d'autres récoltes fourragères, a constamment mis un terme à la calamiteuse mortalité. Pour ce qui concerne la paille, elle est restée sans influence sur le cours de la maladie.

Ce qui démontre bien positivement que toute la prophylaxie de l'affection réside dans l'absence, pour la ration quotidienne, de l'hivernage accidentellement doué de propriétés délétères, c'est que toutes les fois qu'on en a repris l'usage, les accidents mortels reparaissaient, en sorte qu'on pouvait à volonté éteindre ou faire renaître la maladie, par la simple soustraction ou l'addition dans le régime de ce produit fourrager : nous aurons d'ailleurs ultérieurement occasion de revenir plus longuement sur ce point et de donner une démonstration plus péremptoire à la déduction que nous ne faisons qu'énoncer ici.

Curation. — On prévoit qu'une affection qui précipite sans transition et comme la foudre ses victimes, de la santé dans une agonie qui précède seulement de quelques heures la cessation de la vie, laisse bien peu de prise à la thérapeutique pour conjurer une si funeste issue.

L'expérience ne s'est que trop montrée d'accord avec cette prévision, ainsi toutes les fois que l'énergie des causes morbides n'avait pas dévié de son intensité habituelle, en vain prodiguait-on les saignées plus ou moins répétées, les révulsifs les plus puissants ou les sédatifs les plus judicieusement appropriés, tout venait échouer devant l'indomptable violence de la maladie.

Les très-rares exceptions où le fourrage toxique avait été, soit accordé avec moins de libéralité, soit mitigé par l'addition d'autres denrées alimentaires, soit enfin administré pendant une période de temps moins prolongée, ouvraient seules quelqu'espoir au succès du traitement. Constamment les larges déplétions sanguines étaient de prime abord mises en usage : on cherchait à maintenir le malade debout ou à le relever s'il était tombé; on le frictionnait avec des topiques irritants, tels que l'essence de térébenthine, les savonnuls ammoniacaux, l'alcool camphré uni à l'alcali volatil : des sétons à l'encolure ou aux fesses étaient aussi appliqués, et on s'efforçait d'en activer l'action par des onctions vésicantes ou par des fomentations de teinture de cantharides ; on avait aussi recours aux purgatifs drastiques dans la mixture desquels entraient l'aloës et le jalap, la gutte ou la scomonée : on donnait des lavements irritants ou volatils; on soumettait enfin l'animal à un régime délayant.

Quand on était parvenu à maintenir debout ou à faire relever le sujet frappé de l'enzootie, il convenait de lui préparer des appareils suspenseurs qui lui permissent le repos et le sommeil dans la station droite, sans le laisser coucher; c'est le moyen le plus efficace de prévenir la gêne et l'épuisement résultant de l'appui indéfiniment prolongé du poids du corps sur l'une ou l'autre face latérale du corps, c'est en même temps la meilleure mesure pour empêcher les vastes plaies contuses qu'occasionnent les mouvements violents et désordonnés qui agitent par accès le patient : il se rencontrait toutefois encore des cas où, malgré les efforts les mieux dirigés, on n'a pu relever l'animal du sol sur lequel il restait étendu; alors il fallait le retourner alternativement sur l'un et l'autre côté; le maintenir sur une abondante et fraîche litière.

La persévérance et l'assiduité devaint être recommandées dans l'emploi des médications et des soins qui viennent d'être indiqués; en général l'amélioration dans l'état de la maladie se produisait tardivement et marchait avec une grande lenteur : il en était de même de la convalescence qui se prolongeait souvent durant plusieurs mois et réclamait beaucoup de ménagement, sous le rapport du régime qu'on devait éviter de rendre trop tôt substantiel, comme aussi sous le rapport de l'exercice qu'on devait graduer en proportion du recouvrement de la sensibilité du système musculaire et de l'activité reprise par l'ensemble de l'organisme.

Dans les ruminants la méthode curative, tout en restant la même, exigeait pourtant des propriétés plus énergiques dans les révulsifs auxquels on devait recourir : Ainsi les sétons ont été remplacés par des sachets placés aux parties latérales du fanon et contenant chacun cinq à six grammes de dento-chlorure de mercure. La dose d'ammoniaque unie aux huiles volatiles pour frictions sur la colonne épinière, a été portée à vingt ou vingt-cinq parties sur 100: c'est grâce à ces modifications qu'on est parvenu à développer des tumeurs volumineuses et une vive irritation à la peau qui ont paru produire les plus heureux effets.

Ici se termine la première partie de notre travail sur une enzootie meurtrière non décrite et encore bien mystérieuse, que nous avons observée dans les plaines de l'ancienne Flandre; nous espérons, dans la seconde partie, pénétrer le secret étiologique qui couvre la nature précise de cette insidieuse affection, et arriver ainsi à des moyens plus efficaces d'en combattre l'action désastreuse.

BIBLIOTHÈQUE IMPÉ.

Lille, imprimerie de Lefebvre-Ducrocq.

www.ingramcontent.com/pod-product-compliance
Ingram Content Group UK Ltd.
Pitfield, Milton Keynes, MK11 3LW, UK
UKHW020449180726
13839UKWH00004B/1718